AF456302

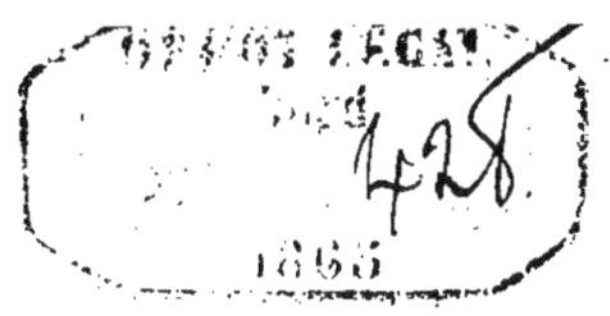

PSOÏTIS

Par le Dr Daga.

Médecin-Major de 1re classe.

La psoïtis, de l'aveu même de nos auteurs classiques, est une affection assez rare. Son histoire laisse beaucoup à désirer sous le rapport de l'étiologie, du diagnostic et de la pathogénie. Et pourtant, en raison de la gravité de l'affection qui se termine presque fatalement par la mort lorsqu'elle est abandonnée à elle-même, de l'efficacité réelle, au contraire, d'une thérapeutique hardie et opportune, comme le démontrent les observations de La Motte et de Fabrice de Hilden, il est urgent que cette question soit élucidée. Le fait suivant qui s'est présenté dans mon service m'a paru offrir un grand intérêt et mériter d'être signalé.

Psoïtis du côté gauche. — Résorption purulente. Mort. Vaste abcès du muscle psoas. Abcès métastatiques dans les deux reins; liquide purulent dans l'articulation coxo-fémorale et fémoro-tibiale du côté gauche. Carie de l'apophyse épineuse de la quatrième lombaire.

OBSERVATION.

L.... âgé de 25 ans, né dans le département de l'Aisne où il exerçait la profession de jardinier, sert depuis cinq ans au 57e de ligne. Issu de parents sains, il est doué d'un tempérament sanguin et d'une robuste constitution. Voici les commémoratifs que nous avons pu recueillir:

Dans sa famille, il a eu la rougeole à l'âge de douze ans. Depuis son entrée au service, il a eu, il y a quatre ans, une uréthrite aiguë qui a cédé promptement à l'usage du copahu et du cubèbe. Il y a trois ans, il a été atteint de variole. Pendant la période d'éruption, il s'est levé, s'est refroidi, et a éprouvé, pour la première fois, de violentes douleurs à la région lombaire. Néanmoins, au bout de six semaines, il a quitté l'hôpital parfaitement rétabli. Ces mêmes douleurs se sont reproduites, à diverses reprises, sans nécessiter toutefois le repos au lit, ni son entrée dans les établissements hospitaliers.

Depuis son arrivée à Lille, il y a huit mois, il a joui d'une très-bonne santé, et il était employé comme jardinier à la citadelle, dont les fossés sont transformés en jardins potagers. C'est donc dans ces fossés qu'il passait une partie de la journée, travaillant avec ardeur, et subissant les nombreuses variations atmosphériques qui caractérisent le climat de notre ville.

Le 19 octobre 1864, il éprouva, sans cause connue, quelques frissons suivis de fièvre, de mal de gorge et de douleur à la région lombaire. La variole régnant avec une certaine intensité dans la population civile, et les deux régiments de ligne nous ayant déjà envoyé quelques varioleux, L... est considéré comme frappé par l'épidémie dirigé immédiatement sur l'hôpital, où il est placé dans la division des varioleux, et soumis à l'observation de M. Deschuttelaere, chargé par intérim de la direction de notre service.

Mon collègue constate des symptômes d'embarras des voies digestives, un mouvement fébrile intense et de vives douleurs à la région lombaire; mais il attend vainement l'éruption. Il combat alors énergiquement ces douleurs par plusieurs applications de ventouses, par de grands bains et de larges cataplasmes opiacés. Il prescrit en outre quelques bouteilles d'eau de Sedlitz pour remédier à l'état des voies digestives.

Le 2 novembre, je reprends le service, et voici les symptômes que je note à mon tour.

Le malade est vigoureusement constitué, et doué surtout d'un excellent moral, et d'une gaieté de caractère qu'il a conservés jusqu'à la dernière heure. La physionomie exprime la souffrance. Décubitus latéral droit, la jambe gauche à demi fléchie et dans la rotation en dedans; lorsqu'on cherche à l'étendre ou à la tourner en dehors, le malade manifeste une vive douleur. Il se plaint vivement de la région lombaire gauche, et la pression en ce point lui arrache des cris; les douleurs s'irradient de là vers l'hypochondre et vers l'aîne du même côté. Il n'existe point de rétraction des testicules, point d'engorgement des ganglions inguinaux. Il n'y a jamais eu de douleur au genou gauche, et la pression exercée de bas en haut sur ce genou, et de dehors en dedans sur le grand trochanter ne provoque aucune sensation pénible ; il n'y a du reste aucun empâtement au niveau ou autour de l'articulation coxo-fémorale. 112 pulsations dépressibles molles, langue humide; ventre légèrement tendu, ne fournissant par la palpation, ni par la percussion aucun indice de tumeur intra-pelvienne; l'auscultation ne me donne que des résultats négatifs; sueurs nocturnes abondantes.

Vermicelle; six ventouses scarifiées, cataplasme opiacé, potion de morphine 0,025.

5 au matin. Teinte jaunâtre particulière et générale des téguments, un peu de sommeil pendant la nuit, douleur lombaire moins vive, mais le malade accuse des douleurs le long de la face externe de la cuisse gauche et à la fosse iliaque du même côté; dans l'état de repos et d immobilité, il n'y a aucune plainte; mais dès que l'on veut étendre le membre ou le porter dans l'abduction et dans la rotation en dehors le patient pousse des cris, verse des larmes et rapporte ses douleurs au pli de l'aîne. Lorsque le sujet se lève pour uriner, ou pour se rendre à la chaise percée, il se tient le corps courbé en avant, la jambe gauche fléchie sur la cuisse et dans la rotation en dedans. L'examen le plus attentif de la région lombaire, des régions iliaques ne nous fait constater aucune espèce d'empâtement œdémateux; cent trente-deux pulsations; langue nette, humide, pas de selle; pas de toux ni d'expectoration; sueurs copieuses pendant la nuit.

Bouillon; potion de morphine 0,05, décoction de quinquina, liniment au chloroforme; larges cataplasmes.

9 au matin. Délire tranquille pendant la nuit; à la visite, le malade répond avec une parfaite lucidité; les sueurs ont été tellement abondantes que l'épiderme est blanchi, macéré, comme au sortir du bain; cent vingt pulsations petites dépressibles; vingt-huit inspirations, langue humide, pas de selle; les urines sont fortement chargées; examinées au microscope elles présentent une grande quantité d'urates de chaux et d'ammoniaque.

Même régime.

A la contre visite. Cent vingt pulsations, sueurs abondantes à deux heures de l'après midi; ventre très-ballonné.

12 au matin. Décubitus latéral droit, la jambe gauche demi-fléchie et le pied dans la rotation en dedans; impossibilité de changer cette position sans provoquer de vives souffrances; aucune déviation du bassin; la mensuration des deux membres inférieurs pratiquée de l'épine iliaque antéro-supérieure à la rotule et à la malléole externe ne fournit aucune différence; cent douze pulsations, météorisme considérable, pas de selle depuis 48 heures.

Bouillon, huit pilules : sulfate de quinine 0,1; camphre 0,01, potion de morphine 0,05; lavement laxatif.

15 novembre. Décubitus dorsal; délire tranquille pendant une partie de la nuit; sueurs colliquatives; on peut aujourd'hui étendre la jambe gauche sans provoquer de douleur, mais en comprimant au niveau de l'aîne et sur le grand trochanter gauche le malade éprouve de la souffrance; cent vingt pulsations; langue humide, ventre souple, selles et urines involontaires.

Mêmes prescriptions.

A la contre visite. Injection vive des pommettes, teinte plombée du reste des téguments; la jambe gauche est dans l'extension complète; mais le pied est tourné en dedans; le malade ne peut uriner, et la vessie forme une tumeur arrondie saillante à l'hypogastre. Je pratique le cathétérisme qui procure au patient un bien-être tout particulier qu'il nous exprime avec bonheur. Il ne paraît plus du reste éprouver de bien vives douleurs, et n'exhale plus de plaintes comme dans les premiers jours.

17 au matin. Subdélire et sueurs abondantes pendant la nuit; la jambe gauche est bien étendue; pour la première fois, je constate au dessus du ligament de Fallope un peu d'œdême fugace, c'est-à-dire que par la pression du doigt j'obtiens une légère dépression de la peau qui disparait aussitôt; aucune sensation de tumeur même par la palpation profonde; cent vingt-huit pulsations; urines très chargées; examinées au microscope elles présentent beaucoup de cristaux de phosphate ammoniaco-magnésien mélangé à de l'urate d'ammoniaque.

Même régime.

Au soir. Somnolence, soubre sauts de tendons; cent quarante pulsations très-faibles; météorisme considérable.

19 au matin. Délire et sueurs très-copieuses pendant toute la nuit; la jambe gauche est dans l'extension et dans une direction parfaitement parallèle à celle du côté opposé. Le malade accuse une violente douleur au genou gauche qui est sensiblement tuméfié et qui présente une fluctuation prononcée; par la pression exercée de dehors en dedans sur le grand trochanter, on provoque une douleur assez vive vers l'articulation coxo-fémorale gauche; cent vingt pulsations petites, dépressibles irrégulières; râle muqueux disséminé en arrière des deux côtés du thorax, souffle bronchique à l'expiration dans la zone moyenne du côté droit; crachats visqueux d'un jaune verdâtre; langue humide, pas de selle.

Bouillon, demi vin, pilules de sulfate de quinine et camphre, potion kermetisée 0,4, liniment au chloroforme.

20 au matin. Sueurs excessives pendant la nuit, persistance

de la douleur toujours intense au genou gauche; léger œdême au-dessus du pli de l'aîne; mais pas de tuméfaction; ventre assez souple, pas de selle depuis 48 heures; cent vingt-huit pulsations de plus en plus faibles; les urines sont d'une couleur jaune d'ambre, ont une réaction alcaline, et offrent au microscope de nombreux cristaux d'oxalate de chaux.

Mêmes prescriptions.

A la contre visite, le malade est inondé de sueur, il conserve toute sa gaieté et nous demande pour le lendemain matin une tasse de café noir. J'explorai minutieusement l'abdomen et la région lombaire sans rien découvrir. Mais comme je pressai un peu fortement au niveau de la fosse iliaque interne, L.... nous prévint qu'il sentait quelque chose de comparable à un pois qui remontait dans le ventre.

Vers sept heures du soir, suivant le rapport de l'infirmier de garde, le malade a été pris de mouvement fébrile intense; la peau ardente d'abord s'est couverte de sueurs excessives qui ont persisté toute la nuit. La mort a eu lieu, dans le plus grand calme, le 21 à sept heures du matin.

L'autopsie a été pratiquée le lendemain 22 novembre à huit heures du matin.

Habitude extérieure. Peu d'amaigrissement. Le cadavre est couché sur le dos, les deux épines iliaques antéro-supérieures sur le même plan, les deux membres inférieurs étendus parallèlement l'un à côté de l'autre sans aucune déviation. Mesurés à l'aide du ruban métrique ils présentent identiquement la même longueur 0,83. Il n'y a point d'œdême du tronc ni du membre abdominal gauche. Le genou gauche a 0,35 de circonférence, le genou droit 0,33. Le ventre est complètement affaissé, et, malgré cela, il nous est impossible de constater par la palpation ou par la percussion l'existence d'une tumeur. La rigidité cadavérique est peu prononcée et facile à vaincre.

Notre examen se porte tout d'abord sur la cavité abdominale que nous supposons, malgré l'absence de toute lésion extérieure, être le siége réel du mal. La paroi antérieure de l'abdomen est incisée; le péritoine qui la tapisse ainsi que le feuillet viscéral se présentent avec leur aspect normal. Il n'existe nulle part ni arborisation, ni dépôt plastique, ni adhérence. Je refoule en haut et à droite le paquet intestinal, et je constate la parfaite intégrité du tissu cellulaire sous-péritonéal qui se laisse décoller avec la plus grande facilité. Arrivé à ce point de mes recherches, je crus un instant avoir commis une erreur de diagnostic. Les fibres du muscle psoas du côté gauche s'offraient à nos yeux avec leur coloration normale. Mais en exerçant une légère pression, je sentis une fluctuation distincte. Je donnai quelques coups de scalpel pour enlever les lambeaux de tissu cellulaire graisseux qui tapissaient la fosse iliaque, et je mis à nu une tumeur allongée, ovalaire, un peu aplatie, fluctuante siégeant dans la profondeur du muscle psoas. Elle s'étend depuis la douzième vertèbre dorsale jusqu'au ligament de Fallope, et depuis la partie latérale gauche des vertèbres lombaires jusqu'au voisinage de la crête iliaque, au niveau de laquelle elle s'élargit sensiblement en s'étalant dans la fosse iliaque interne. Elle a 0,25 de longueur et 0,16 à son maximum de largeur. A sa partie supérieure, elle est recouverte par le rein gauche, et en bas par les anses de l'intestin grêle et par l'*s* iliaque. Elle est longée à son bord interne par l'artère et la veine iliaque primitives du côté gauche, qui échappent ainsi à la compression et conservent toute leur perméabilité.

En incisant les fibres musculaires du psoas gauche on pénètre dans une large poche, tapissée par une membrane rougeâtre, molle, tomenteuse, incomplètement formée, et contenant huit cents grammes de pus jaunâtre, bien lié, inodore, et on constate que ces fibres musculaires ont conservé leur texture, leur consistance et leur couleur normales. Il en est de même des fibres du muscle iliaque. C'est donc aux dépens du psoas seul que s'est produite cette vaste suppuration. En raison de la parfaite intégrité des fibres musculaires, il y a tout lieu de croire que le pus a été engendré par le tissu cellulaire qui entre dans la structure de ce muscle.

Le pus emprisonné par le fascia iliaca qui lui opposait en avant une barrière résistante avait de la tendance à se porter à la partie postérieure, et le long de la face latérale gauche des vertèbres lombaires.

En poursuivant nos investigations nous découvrons une ouverture irrégulièrement arrondie, de douze millimètres de diamètre, située au niveau de la troisième vertèbre lombaire. Le doigt introduit par cette ouverture, plonge dans les parties profondes du muscle carré des lombes et, après avoir contourné la partie postérieure de la vertèbre, rencontre de petits fragments osseux, irréguliers et rugueux en partie détachés et isolés. Ces fragments sont les débris de l'apophyse épineuse de la quatrième vertèbre lombaire, dont la base est cariée, et creusée jusqu'au voisinage du canal vertébral. La membrane d'enveloppe de la moëlle et la moëlle elle-même ont été respectées. Une sonde cannelée dirigée par cette même ouverture pénètre jusqu'au côté droit de la colonne rachidienne, et arrive jusque dans les fibres profondes de la masse sacro-lombaire. Là on rencontre un peu de pus bien lié et jaunâtre.

En pratiquant une incision verticale de quatre centimètres de longueur, à trois centimètres au-dessus de la crête iliaque, et à six centimètres en dehors de la ligne des apophyses épineuses des vertèbres lombaires, le bistouri plonge dans le centre du foyer; le pus s'écoule en grande abondance et avec facilité, et la poche se vide à peu près complètement. Une semblable incision pratiquée pendant la vie aurait sans nul doute donné issue au pus.

J'ai dit plus haut que la poche de l'abcès se terminait inférieurement au niveau du ligament de Fallope. Toutefois, en continuant la dissection du psoas jusqu'à son insertion au petit trochanter, on rencontre, chemin faisant, quelques gouttes de pus qui se sont infiltrées jusqu'au voisinage de cette éminence.

La capsule fibreuse de l'articulation coxo-fémorale du côté gauche est colorée en rouge, et légèrement imbibée de sang. Cette capsule qui, d'ailleurs, ne présente aucune déchirure, n'est pas manifestement distendue, et la tête du fémur remplit la cavité cotyloïde dans laquelle elle joue librement. Après désarticulation, nous trouvons dans cette cavité une cuillerée à café de pus épais, couleur lie de vin. Le cartilage d'enveloppe de la tête du fémur est lisse, poli, mais se laisse facilement attaquer par la lame du scalpel. La tête du fémur sciée ne nous a offert aucune altération.

La capsule du genou gauche qui est évidemment distendue renferme une trentaine de grammes de liquide épais, jaunâtre, trouble et floconneux. Les cartilages sont à l'état normal. Nous avons scié par tranches horizontales les vertèbres lombaires, et nous n'avons trouvé aucune altération, aucune apparence de tubercules osseux.

Le tube digestif est parfaitement sain. Le gros intestin renferme des matières fécales dures, arrondies.

Le foie est volumineux, uniformément jaunâtre et d'une bonne consistance. Il ne contient pas d'abcès métastatiques.

La rate a dix-sept centimètres de hauteur, treize centimètres de largeur. Elle est très-ramollie.

Les deux reins ont quatorze centimètres de longueur. Ils sont criblés de petites ecchymoses, de petits foyers remplis de sang noirâtre, mélangé à une matière grisâtre, ou bien de matière uniformément jaunâtre, crémeuse qui, examinée au microscope, présente des globules de pus nettement caractérisés. Ce sont là autant de foyers métastatiques à diverses périodes de leur évolution. Ils siégent tous dans la substance corticale. Plusieurs d'entre eux sont superficiellement placés, et forment un relief sensible à la surface des deux organes.

Thorax. Le poumon droit présente extérieurement une couleur ardoisée. Le lobe moyen et le lobe inférieur sont denses, pesants, non crépitants. Des coupes pratiquées dans leur intérieur mettent à nu un tissu d'un rouge foncé peu granuleux. Des fragments plongés dans l'eau tombent immédiatement au fond du liquide. C'est de la splénisation.

Le poumon gauche crépite peu, il est grisâtre intérieurement et laisse écouler une grande quantité de liquide séro-sanguinolent. Nulle part on ne découvre de tubercules, ni de foyers purulents.

Réflexions. — Ce fait que je viens de relater dans tous ses détails, mérite de notre part quelque attention.

La question du diagnostic prime tout d'abord, et malheureusement elle n'est pas facile à résoudre. Il y a quelque difficulté, en effet, à reconnaître un foyer de suppuration caché dans la profondeur de l'abdomen, alors que ni la vue, ni la palpation ne nous fournissent aucune donnée. Au mois de mai dernier, je communiquai à la Société un exemple d'abcès périnéphrétique qui, pendant plusieurs jours, nous laissa dans la plus grande incertitude. C'est parce que les symptômes généraux dominaient la scène morbide, et attiraient trop exclusivement notre attention. Il n'en a plus été de même pour le cas présent, le souvenir du fait que je viens de rappeler s'offrant tout naturellement à notre esprit.

Après avoir interrogé minutieusement les divers organes et leurs fonctions, après avoir éliminé les fièvres éruptives, les fièvres intermittentes et la fièvre typhoïde, je ne songeai plus guère à rapporter le mouvement fébrile si intense, et les sueurs colliquatives qu'à une suppuration profonde des parties molles ou des os. Le problème à résoudre ne consistait plus qu'à préciser le siége de cette suppuration.

Comme dans le cas d'abcès périnéphrétique, nous voyons

se produire en première ligne une douleur d'une grande acuité, limitée à la région lombaire, et que le malade rapportait à un siége bien précis, entre la dernière côte et la crête iliaque du côté gauche, en dehors des vertèbres lombaires. Cette douleur initiale possède à nos yeux une très-grande valeur, et c'est un symptôme qu'il faut considérer tout d'abord en s'attachant surtout à sa localisation primitive. Car, à mesure que la maladie suit ses périodes, ce phénomène se modifie dans son siége, dans son intensité, et finit même par disparaître complètement. Il se produit souvent des irradiations douloureuses qui pourraient en imposer. Nous avons noté, en effet, dans le cours de l'observation, de ces irradiations vers l'hypochondre, à l'aîne, au niveau de l'articulation coxo-fémorale gauche, le long de la face interne et externe de la cuisse, voire même au genou gauche. Ces points douloureux si multiples et si variés tiennent en partie à la distribution des branches du plexus lombaire, ou bien à des lésions secondaires. C'est donc avec juste raison que les auteurs, et, en particulier, M. Grisolle, insistent sur le siége précis de ce premier symptôme.

Le second phénomène qui nous a vivement frappé, c'est le décubitus du malade, c'est sa démarche, c'est la position constante du membre abdominal gauche.

Jusqu'aux derniers jours, le sujet est resté presque constamment couché sur le côté droit. Dès notre premier examen, le 2 novembre, c'est-à-dire douze jours après l'entrée du malade à l'hôpital, la cuisse gauche était fortement fléchie sur le bassin et la jambe sur la cuisse, le pied dans la rotation en dedans. Je m'arrête un instant sur cette position si caractéristique du membre, qui n'a pas suffisamment appelé l'attention des observateurs, et qui, paraît-il, n'a pas été rencontrée par plusieurs d'entre eux.

Comme on le voit, chez L... ce symptôme s'est manifesté dès les premiers jours, et a coïncidé avec l'apparition des douleurs si intenses qui ont marqué le début de l'affection, et avant toute apparition de tumeur à l'extérieur. Il m'a semblé évident que la douleur avait une influence réelle sur cette flexion du membre et sur cette rotation en dedans. Dès qu'on cherchait à étendre la jambe et à ramener le pied en dehors, le malade, très-courageux d'ailleurs, poussait des cris et nous suppliait de le laisser en repos. J'ajouterai que, dans les derniers jours, alors que cette douleur n'était plus accusée, nous avons été surpris de trouver les deux membres dans une direction parallèle et dans une complète extension. Aussi je me rallie à l'opinion de M. Nélaton, qui attribue ce symptôme non pas à la rétraction musculaire, mais bien à l'espèce d'instinct qui pousse les malades à adopter la position qui apporte quelque soulagement à leurs souffrances.

Ce phénomène, ai-je dit, n'a pas été constant dans les faits qui ont été publiés jusqu'à ce jour. M. Vigla, chez une femme de 21 ans, morte à la suite d'un abcès de la fosse iliaque survenu après un accouchement récent, a trouvé les muscles psoas et iliaque, qui formaient la plus grande partie des parois du foyer, réduits en bouillie verdâtre. « Pendant tout le cours de la maladie, dit-il, les mouvements du membre abdominal du côté malade ont été libres. A aucune époque il n'y eut rétraction (1) ».

M. le professeur Grisolle soutient la même opinion : « Quoiqu'on prétende le contraire, nous affirmons, d'après plusieurs faits observés par nous, que la rétraction du membre et l'impossibilité de l'étendre, que les douleurs et les tiraillements dans les lombes ne sont pas un symptôme constant de la suppuration du psoas, puisque nous les avons vus manquer plusieurs fois dans des cas où le muscle était complètement détruit (2) ».

A côté de ces faits négatifs qu'on ne saurait révoquer en doute, puisqu'ils sont rapportés par des observateurs du plus

(1) Bull. soc. anat., année 1837.

(2) Traité de pathologie interne, 1857, p. 571, t. I.

grand mérite, et dont l'attention s'était fixée d'une manière spéciale sur ce point important, il en est plusieurs autres où ce symptôme a été nettement signalé et a singulièrement éclairé le diagnostic. Je citerai, en particulier, le fait si bien analysé par Ernest Cloquet, et où il est dit que le membre inférieur du côté malade était légèrement fléchi sur le bassin, et que le pied tendait à se tourner en dedans ; aussi M. H. Larrey n'avait-il point hésité à diagnostiquer une inflammation du muscle psoas (1) ».

Ce fut également au début de la maladie, que L..., pouvant encore sortir de son lit, offrit à nos yeux la démarche sur laquelle Kyll a le premier appelé l'attention. « Le malade, dit-il, ne peut marcher dans l'attitude verticale ; toujours il se penche un peu en avant, de manière que les cuisses forment un angle obtus avec le tronc ; si on lui prescrit de se redresser, il ne peut le faire que jusqu'à un certain point, et il est arrêté par un tiraillement qui est perçu à la fois dans l'aîne et dans les lombes (2).

Notre sujet présentait cette même attitude du tronc penché en avant, de la cuisse fléchie sur le bassin, mais, de plus, la jambe et le pied conservaient la rotation en dedans comme dans le séjour au lit.

Cette position du tronc et du membre inférieur gauche, sans avoir la valeur d'un symptôme pathognomonique, n'en a pas moins une trés-grande importance. Dans le cas soumis à notre observation, il a pour ainsi dire servi à fixer notre diagnostic, puisqu'à aucune époque de la maladie nous n'avons vu apparaître de tumeur.

Une particularité que je dois signaler, c'est que le muscle psoas était seul atteint. Dans la plupart des cas observés jusqu'à présent, le muscle iliaque participait plus ou moins à

---

(1) Archives générales de médecine, t, XIII, 3e série, année 1842.

(2) Archives générales de médecine, 2e série, t. IV, année 1834, p. 99.

la suppuration, de telle sorte qu'il est difficile de bien préciser la part d'influence qu'il faut attribuer soit au psoas, soit à l'iliaque. C'est à ce point de vue que l'étude attentive des états pathologiques circonscrits peut avoir une grande valeur, lorsqu'il s'agit d'interpréter les divers phénomènes observés.

Jusqu'aux derniers moments, malgré l'examen le plus minutieux répété deux fois par jour, je n'ai vu se produire à l'extérieur aucune espèce de tumeur. Les auteurs disent, il est vrai, que quand on explore l'abdomen, on découvre, sur le côté le plus interne de la fosse iliaque et suivant la direction du psoas, une rénitence allongée. Cette sensation me paraît bien difficile à percevoir, à cause du ballonnement parfois excessif et très-fréquent qui empêche d'arriver par la palpation jusque sur le siége du mal. Dans le cas même où par suite de l'affaissement des parois abdominales, je pouvais atteindre plus profondément, il m'a été absolument impossible de sentir un empâtement distinct et moins encore la fluctuation. Dans les quatre derniers jours seulement, j'ai constaté, un peu au-dessus du ligament de Fallope et en dedans de l'épine iliaque antéro-supérieure, un léger œdème. La pression du doigt déterminait une petite dépression qui disparaissait promptement, de telle sorte que ce phénomène morbide était lui-même douteux.

Je n'ai point rencontré l'engorgement des ganglions de l'aîne, ni l'œdème du membre inférieur gauche. L'absence de ce dernier symptôme s'explique parfaitement par la position des vaisseaux en dedans de la tumeur, qui n'exerçait sur eux aucune compression.

Les urines étaient parfois limpides, parfois au contraire, surtout dans la dernière période, troubles, fortement chargées et d'un jaune plus ou moins foncé. L'examen microscopique m'a fait constater, ainsi qu'à MM. Boyer et Dhuicque, qu'elles contenaient une grande quantité d'urate d'ammoniaque et de chaux, de phosphate ammoniaco-magnésien, et, au déclin de la maladie, de l'oxalate de chaux. Trois fois il m'a fallu pratiquer le cathétérisme, et le malade, à la suite de chaque évacuation, a éprouvé un bien-être très-sensible dont il n'a pas manqué de me faire part. C'est une observation qui avait été déjà signalée par Ettmuller.

Les symptômes généraux ont été fortement accusés; la fièvre a toujours été très-intense ; le pouls est resté constamment au-dessus de 100, et s'est même élevé jusqu'à 140. Il se manifesta bientôt, soit le jour, soit la nuit, des sueurs tellement copieuses que le linge et le lit du malade en étaient inondés, et que l'épiderme était blanchâtre, comme macéré.

Ces phénomènes généraux, ces sueurs colliquatives ont été signalés par la plupart des auteurs qui ont écrit sur la psoïtis. Quand on les voit apparaître en dehors de tout empoisonnement miasmatique et paludéen, en dehors de tout soupçon de tuberculose, il faut songer à une suppuration profonde.

Du côté des fonctions digestives, il n'y a eu que des troubles assez légers : inappétence, soif, tendance à la constipation plutôt qu'à la diarrhée.

C'est d'après l'ensemble de ces divers symptômes : douleur vive, d'abord localisée à la région lombaire, flexion du membre inférieur sur le bassin et rotation en dedans, mouvement fébrile intense, sueurs colliquatives, que j'ai été conduit, après quelques jours d'observation, et malgré l'absence de toute tumeur apparente à la vue, à porter au diagnostic : psoïtis suppurée du côté gauche.

Je ne pouvais songer à l'existence d'une simple néphrite, ni d'un phlegmon périnéphrétique, dans lesquels on ne voit jamais cette flexion et cette rotation des membres inférieurs, tandis qu'il y a des troubles spéciaux du côté de la sécrétion urinaire. Je ne m'arrêtai guère qu'à la coxalgie, qui a quelque ressemblance avec la psoïtis, et dont le diagnostic différentiel présente parfois de grandes difficultés. Mais je ne constatai point chez notre malade cette déviation si prononcée du bassin sur laquelle notre habile confrère M. Parise a appelé l'attention dans ces dernières années (1).

Dans la coxalgie, la douleur siége principalement à l'aîne et au niveau de la fosse iliaque externe, souvent au genou du côté malade. Il y a au début un peu d'allongement du membre et rotation en dehors. La rotation en dedans ne s'effectue que dans la seconde période, alors que la capsule, ramollie ou détruite, abandonne le membre à l'action musculaire qui le ramène dans le sens où elle prédomine, c'est-à-dire dans l'adduction et la flexion (M. Parise), ou bien, comme le veut Vidal de Cassis, lorsque la luxation s'est produite. Chez notre sujet, la position a été constante jusqu'aux derniers jours, époque à laquelle le membre a repris sa rectitude normale.

Etiologie. — Chaque fois que l'on veut aborder l'étiologie des affections, même les plus vulgaires, on se trouve arrêté par de nombreuses difficultés. La psoïtis, affection relativement si rare, ne saurait échapper à ce principe de pathologie.

On a fait jouer un grand rôle à l'influence des causes traumatiques. C'est ainsi que, dans une des observations de Fabrice de Hilden, il est dit qu'un jeune homme de 27 ans reçut une forte contusion à la région lombaire. Kyll admet que cette affection ne se déclare jamais que par suite de la rupture du psoas ou de quelques fibres de ce muscle. Dans un cas relaté par Dance, le malade avait fait plus de vingt lieues à pied dans une même journée. Dans le fait de M. H. Larrey, il s'agit d'un bonnetier âgé de 19 ans et dont la maladie paraît s'être déclarée à la suite d'un travail assez opiniâtre, mais qui cependant n'avait pas nécessité de grands efforts musculaires. Enfin, chez un malade observé par M. Denonvilliers et cité par Nélaton, il se produisit une douleur extrêment vive pendant qu'il soule-

(1) Archives générales de médecine, années 1842 et 1843.

vait un tapis. On ne saurait donc, dans ces cas, contester l'influence des efforts violents et brusques, des exercices pénibles, des marches forcées, des contusions de la région lombaire.

Chez notre malade, nous n'avons point à faire intervenir une semblable cause. Il travaillait avec ardeur, il est vrai, au milieu des fossés de la Citadelle ; mais depuis longues années il exerçait ce métier. Il n'a reçu aucun coup, ni subi de violence. Invoquerai-je les variations atmosphériques qu'il a essuyées au milieu de ses travaux, l'influence du rhumatisme musculaire admis par certains auteurs et rejetés par d'autres ?

L..., depuis l'invasion de sa variole, il y a trois ans, a éprouvé, à diverses reprises, des douleurs assez intenses à la région lombaire. Mais on peut se demander si ces douleurs étaient de nature rhumatismale, ou si elles ne dépendaient pas plutôt d'un travail profond s'opérant du côté du système osseux, et dont nous avons retrouvé les vestiges à l'autopsie. Aucune de ces causes ne nous paraît donc avoir eu une action évidente. Aussi pourrions-nous bien nous trouver en présence d'une forme particulière de psoïtis, comme nous allons chercher à le démontrer.

Pathogénie. — Il importait, dans le cas présent, de déterminer le point de départ, le processus pathogénique de l'affection. S'agissait-il d'une suppuration primitive, idiopathique du muscle psoas, ou bien cette suppuration était-elle sous la dépendance d'une affection osseuse, telle que la carie ou la tuberculisation des vertèbres ? Avions-nous affaire, en un mot, à un abcès par congestion ?

C'est à ce dernier diagnostic que je m'étais arrêté pendant la vie. Je me fondais pour établir cette opinion sur les douleurs que le malade avait ressenties à plusieurs reprises dans la région des lombes, et sur l'avis des auteurs, de S. Cooper entre autres : « Je dois dire que l'expérience acquise par mon ami sir Benjamin Brodie sur ce sujet, l'a conduit à penser que l'abcès lombaire est rarement une maladie primitive, mais qu'il provient en général de la carie des vertèbres (1) ».

En présence du cadavre, j'ai toutefois conçu quelques doutes. J'ai retrouvé, il est vrai, une carie, mais bornée à une portion de l'apophyse épineuse de la quatrième vertèbre lombaire. L'examen attentif du corps même de cette vertèbre sciée par tranches minces, m'a démontré sa parfaite intégrité. Je me suis demandé si une carie aussi limitée et affectant surtout un pareil siége, pouvait être le point de départ d'un abcès du psoas. Je sais bien que le pus des abcès par congestion suit parfois des trajets bizarres, dépendant souvent de la résistance des tissus, qu'il fuse au loin en échappant aux lois de la pesanteur. Il est toutefois généralement admis que les abcès qui reconnaissent pour point de départ une altération des apophyses épineuses, se forment en arrière, et que les abcès qui se produisent au milieu des fibres du psoas proviennent de la partie antérieure et surtout des parties latérales du corps des vertèbres.

L'examen attentif des lésions anatomiques pouvait nous fournir quelques données pour résoudre cette intéressante question. Si, comme je l'avais supposé tout d'abord, la carie était l'unique cause de la suppuration du psoas, elle remontait à une période plus ou moins éloignée, comme sembleraient l'indiquer les douleurs ressenties, à diverses époques, vers les lombes, et la marche de l'affection a dû s'effectuer avec une certaine lenteur. Pourquoi donc n'ai-je pas retrouvé des traces de ce travail lent et gradué ? Pourquoi n'ai-je pas vu ce trajet fistuleux bien tracé qu'on rencontre habituellement lorsque le pus se distille goutte à goutte pour se porter à une distance plus ou moins grande du point carié, ainsi que cela se passe pour les abcès par congestion qui se développent sans

(1) Traité de pathol. chirurg. de S. Cooper, traduit par Delamarre, p. 561.

susciter de troubles bien sérieux, du moins avant leur ouverture? Loin de là, du pus siégeait épars au milieu des fibres profondes de la masse sacro-lombaire du côté droit; la poche du psoas était en voie de formation; une ouverture irrégulière, déchirée, mettait cette poche en communication avec le point carié. On eût dit l'envahissement soudain et récent de ces parties par le pus à la suite de la déchirure des fibres musculaires. La sensation d'un petit corps remontant dans l'abdomen, perçue pour la première fois, par le malade, la veille de sa mort, n'indique-t-elle point que les choses ont dû se passer ainsi.

Il y a peut être une autre explication qui rendrait un compte plus satisfaisant des symptômes, de la marche si prompte et si funeste de la maladie et des altérations anatomiques. La carie, dans cette hypothèse, serait en réalité le point de départ de l'affection, marchant lentement d'abord, sans susciter dans l'organisme d'autre trouble que cette douleur éprouvée à diverses époques dans la région lombaire. Puis, à la suite d'une phlébite des petites veines voisines du point carié, phlébite parfaitement admissible lorsqu'on songe au lacis veineux, aux sinus vertébraux qui entourent le corps et la masse apophysaire des vertèbres, et qui établissent une analogie entre ces os et ceux du crâne, il serait survenu une intoxication du sang par le pus, une infection purulente, en un mot, avec production d'abcès métastatiques, dont le psoas aurait été tout d'abord le siége.

Remarquons, en effet, que dès les premiers jours nous constations, en même temps que les symptômes de la psoïtis, les phénomènes généraux de la résorption purulente : pouls très-fréquent, petit, dépressible, paroxysmes fébriles dans la journée et vers le soir, sueurs colliquatives, subdélirium pendant la nuit, teinte plombée des téguments. La marche a été rapide, et la mort a frappé sa victime avant l'apparition de toute tumeur à l'extérieur. Est-ce la marche ordinaire de la psoïtis, d'un abcès par congestion? Non; c'est l'évolution rapide de la résorption purulente.

Les altérations anatomiques elles mêmes ne viennent-elles pas à l'appui de cette opinion? Elles diffèrent notablement de celles que l'on rencontre d'habitude dans le cas de psoïtis. On trouve, en effet, le muscle psoas plus ou moins complètement détruit; parfois même il a entièrement disparu. Ou bien les fibres sont ramollies, d'une couleur lie de vin, infiltrées de sang noir ou de pus. Le liquide qui remplit le foyer n'est pas du pus véritable, mais plutôt une sorte de putrilage noirâtre, épais, assez semblable à la boue splénique.

Chez notre sujet, il en était autrement. Les fibres musculaires du psoas étalées à la surface du foyer avaient conservé leur couleur normale et une bonne consistance. La cavité de l'abcès était revêtue d'une membrane molle, tomenteuse, rougeâtre et traversée par des brides minces, faciles à déchirer et formant des cloisons incomplètes. Enfin, le pus qui remplissait le foyer était jaunâtre et bien lié.

Outre les altérations du psoas et du tissu osseux, nous avons signalé de nombreux abcès métastatiques dans les deux reins, l'épanchement de pus dans les articulations fémoro-tibiale et coxo-fémorale du côté droit, lésions qui ne laissent aucun doute sur l'existence réelle de la résorption purulente.

Nous n'avons point eu affaire à l'infection putride du professeur Bérard, puisque le foyer purulent est constamment demeuré à l'abri du contact de l'air, et que cette infection ne survient que dans le cas où les abcès ont été ouverts. D'ailleurs, dans l'infection putride, on ne découvre point à l'autopsie d'abcès métastatiques.

Il s'agirait donc ici d'une forme rare de résorption purulente engendrée dans des circonstances exceptionnelles, et dont la cause reste pour nous insaisissable. Aussi je ne l'admets moi-même qu'avec une certaine réserve.

Quoi qu'il en soit, il me semble qu'il y a un rapprochement

intéressant à faire entre cet exemple de suppuration du psoas et celui d'abcès périnéphrétique que je rappelais au commencement de ce travail, et où nous avons vu un panaris de l'index être suivi d'abcès autour du rein et de la rate, dans le péritoine et dans la cavité pleurale, abcès que nos honorables confrères MM. Testelin, Morisson et Wannebroucq n'ont pas hésité à rapporter à la résorption purulente. Je ferai observer que, chez ce malade, les accidents se sont produits au moment où le panaris touchait à sa guérison. C'est même cette circonstance qui m'avait déterminé à supposer une cause spéciale pour expliquer ces divers accidents.

Il faut bien le reconnaître, malgré les nombreux et importants travaux entrepris, à notre époque, sur la résorption purulente, malgré l'étude critique si judicieuse de Bérard, malgré les admirables recherches de Virchow sur la thrombose et l'embolie, le dernier mot n'est point encore dit sur cette grave question. La phlébite, la thrombose et l'embolie sont des faits incontestables ; mais j'avouerai, avec M. Nélaton, qu'il existe encore une inconnue qui nous échappe.

Pronostic. — D'une manière générale, le pronostic de la psoïtis est grave, et la mort en est malheureusement trop souvent la conséquence. Si le docteur Kill a pu formuler une opinion contraire, il est permis de se demander si le diagnostic a été rigoureusement établi. Ce pronostic doit toutefois varier suivant les causes qui ont déterminé l'affection et les désordres qui se sont produits. Si l'interprétation que nous avons donnée du fait qui s'est offert à notre observation est juste, aucune intervention active, aucune opération hardie ne pouvait sauver le malade.

Traitement.— On doit peu compter sur la résolution et sur l'efficacité du traitement antiphlogistique. La suppuration étant la règle, il faut de toute nécessité donner issue au pus qui se trouve caché dans la profondeur de la région lombaire et du bassin.

L'indication est nette et facile à remplir lorsqu'une tumeur fluctuante apparaît aux yeux du chirurgien. Mais il n'en est pas toujours ainsi. La Motte s'est laissé guider par une fluctuation profonde perçue le long des vertèbres lombaires, entre la dernière côte et l'os des îles. Ce fut dans ce point qu'il pratiqua une large et profonde incision. Cosme Stotanus fut plus hardi encore puisque, malgré l'absence de signes extérieurs, il coupa avec un rasoir la peau et les muscles extérieurs jusqu'au psoas, à côté de l'échine du dos.

La perplexité du chirurgien est grande, on le conçoit aisément, lorsqu'il s'agit de prendre un semblable parti. Aussi, avais-je raison de le dire, il est vivement à désirer que le diagnostic puisse reposer sur des bases solides. On n'hésitera plus dès lors à plonger le bistouri dans une région où, pour arriver jusque sur le psoas, on ne rencontre aucun organe important à léser, à part les artères lombaires, qu'il est toujours possible de lier.

J'ai fait à cet égard quelques recherches sur le cadavre, et j'ai constaté qu'en pratiquant, chez l'adulte, une incision verticale à deux ou trois centimètres de la crête iliaque, et à six ou sept centimètres en dehors de la ligne des apophyses épineuses lombaires, on était certain de pénétrer dans le foyer.

Il sera utile, ainsi que le recommande La Motte, de guider l'instrument à l'aide du doigt indicateur. L'incision doit avoir huit à neuf centimètres de longueur, afin de fournir au pus un facile écoulement. On introduira, aussi profondément que possible, une mèche volumineuse pour maintenir l'ouverture béante. Si le pus dégénère, devient fétide, on poussera des injections de chlorure de chaux ou de teinture d'iode. On accordera en même temps au malade une bonne alimentation.

Je terminerai ce travail par les considérations suivantes : La suppuration du muscle psoas peut tenir à des causes nombreuses essentiellement distinctes, dont plusieurs nous échappent encore, et qu'il est possible de fixer par une observation attentive et suivie.

Déjà les auteurs ont divisé les faits connus en deux grandes classes : 1° la psoïtis survenue à la suite de couches ; 2° celle qui est due à d'autres causes.

Dans cette seconde classe, il importe, au point de vue du pronostic et du traitement à instituer, d'établir des subdivisions.

Une première catégorie comprendrait la psoïtis due à une cause traumatique évidente, telle que contusion, chute, déchirure musculaire, effort brusque et violent, marche forcée.

Une seconde renfermerait la psoïtis due à l'influence rhumatismale.

Dans une troisième, on rangerait les cas de psoïtis survenue à la suite d'une carie ou d'une affection osseuse de la colonne vertébrale.

Enfin, dans une quatrième viendrait se placer la psoïtis se rattachant à une infection purulente, comme semble le démontrer l'observation que je viens d'analyser.

Il est évident que le traitement énergique et hardi, très-utile dans les deux premières catégories, serait incertain dans la troisième et absolument impuissant dans la quatrième.

Appendice. — Je venais de lire ce mémoire à la Société lorsque, parcourant le tome IX de la *Gazette hebdomadaire*, année 1862, mes yeux sont tombés sur deux observations de psoïtis signalées par M. le docteur Dumontpallier. Je regrette vivement de ne pas avoir eu plus tôt connaissance de ce travail, qui m'aurait déterminé à poursuivre plus minutieusement que je ne l'ai fait mes investigations anatomiques, et à porter spécialement mes recherches sur l'état du nerf crural.

Dans la première observation, il s'agit d'une femme de 35 ans, accouchée le 30 août 1861, et qui était restée à l'hôpital des cliniques jusqu'au 18 septembre, présentant des douleurs dans la région de l'épigastre.

Le 5 octobre, elle entra à l'Hôtel-Dieu. On constata l'existence d'un phlegmon du ligament large du côté droit, suivi d'abcès et de suppuration de la fosse iliaque correspondante.

La tumeur iliaque fit bientôt saillie immédiatement au-dessus du ligament de Fallope. Les douleurs étaient extrêmement vives et paroxystiques; le membre inférieur avait pris la position décrite dans la psoïtis, c'est-à-dire que la cuisse était légèrement fléchie sur le bassin, la jambe sur la cuisse, et tout le membre inférieur, soutenu par des coussins, était *dans une légère rotation en dehors.*

La faiblesse croissant de jour en jour, M. Trousseau pria M. Robert de faire l'ouverture de l'abcès iliaque. L'incision fut pratiquée au-dessus du ligament de Fallope, au niveau de la partie la plus saillante de la tumeur, à quatre ou cinq centimètres de l'épine iliaque antérieure et supérieure. Il s'échappa aussitôt un flot de pus verdâtre, non fétide, bien lié. La malade succomba quatre jours après, sans avoir présenté les symptômes de l'infection purulente. Je passe sous silence les altérations anatomiques qui ont été minutieusement décrites, et je me contente de signaler un fait important qui m'a échappé chez le malade dont j'ai retracé l'histoire. Le nerf crural a été trouvé baignant dans le pus; son névrilème était d'une couleur noirâtre.

Le second fait s'est passé dans le service de M. Horteloup. Un jeune homme succomba à la fièvre typhoïde sans avoir présenté pendant la vie, ni au moment de l'autopsie, aucune modification dans la position normale du membre inférieur du côté malade. L'examen microscopique fit constater l'existence d'un énorme abcès dans l'épaisseur du muscle psoas et de nombreux abcès métastatiques dans les deux poumons. Les fibres musculaires seules servaient de gaîne à l'abcès du psoas et se trouvaient en partie désorganisées. Examinées au microscope, elles n'offraient plus que de pâles stries longitudinales, et les fibres transversales n'étaient plus apparentes que par places sur un faisceau de fibres ; de plus, la gaîne de la fibre renfermait une notable quantité de globules graisseux fins et brillants.

Le faisceau nerveux constituant le nerf crural avait été épargné par le travail inflammatoire.

M. Trousseau, qui cherchait la cause de la suppuration intra-musculaire et qui ne la trouvait pas suffisamment expliquée par la fièvre typhoïde, pensa que l'abcès du psoas n'était probablement qu'un abcès métastatique consécutif à une infection purulente, laquelle sans doute avait eu sa raison anatomique dans les altérations des glandes de Peyer.

En rappelant succinctement ces deux obvervations, et en les rapprochant du fait qui m'est personnel, j'ai voulu compléter les réflexions jointes à mon mémoire.

Dans la première, il est dit que le membre inférieur était dans la demi-flexion sur le bassin *et dans la rotation en dehors.*

Dans la seconde, les deux membres étaient restés dans l'extension et dans une direction parfaitement parallèle. Il y a donc, comme on le voit, une grande divergence d'opinions relativement à ce point important de symptomatologie, et l'on doit chercher à la faire disparaître.

Je crois avoir suffisamment insisté, dans mon travail, sur le moment opportun où il faut observer ce symptôme. Chez notre malade, il a complètement disparu dans les derniers jours, et à l'amphithéâtre la rectitude des deux membres était parfaite.

Quant à l'altération du nerf crural et à son influence sur la production des douleurs et sur la position du membre, c'est une question d'un haut intérêt et qui mérite d'être prise à l'avenir en sérieuse considération. C'est à cette lésion du nerf crural que M. le docteur Dumontpallier n'hésiste point à rapporter ces divers symptômes.

La seconde observation présente un autre point de vue bien

digne d'attention et que je ne puis m'empêcher de mettre en relief, je veux parler de l'interprétation qui en a été donnée par M. Trousseau. Pour le savant professeur, en effet, la suppuration du psoas n'était qu'un abcès consécutif à l'infection purulente. Cette forme de psoïtis peut donc se rencontrer dans la pratique, et c'est avec juste raison que j'ai cherché à la ranger dans une catégorie spéciale.

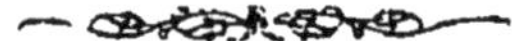

Lille, imp. de Lefebvre-Ducrocq

www.ingramcontent.com/pod-product-compliance
Ingram Content Group UK Ltd.
Pitfield, Milton Keynes, MK11 3LW, UK
UKHW022152260726
13993UKWH00005B/2320

9 782019 942137